BEI GRIN MACHT SICH IHR WISSEN BEZAHLT

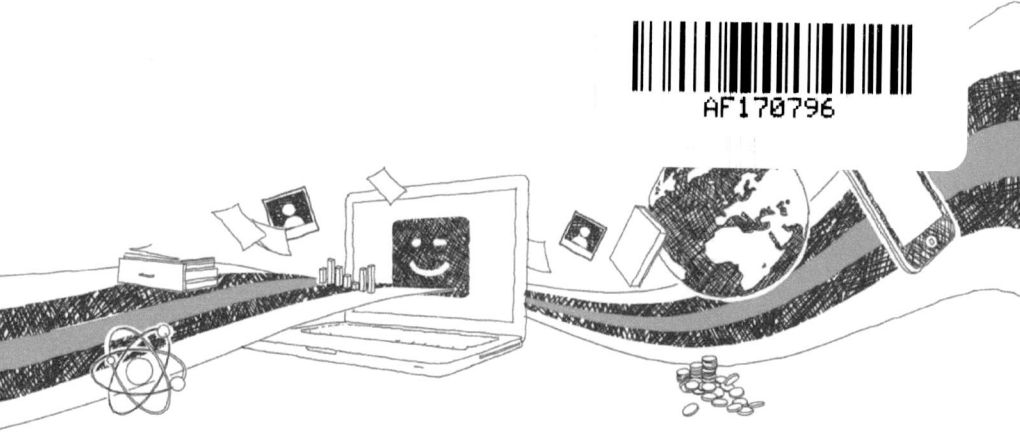

- Wir veröffentlichen Ihre Hausarbeit, Bachelor- und Masterarbeit

- Ihr eigenes eBook und Buch - weltweit in allen wichtigen Shops

- Verdienen Sie an jedem Verkauf

Jetzt bei www.GRIN.com hochladen und kostenlos publizieren

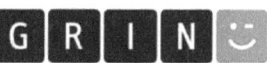

Bibliografische Information der Deutschen Nationalbibliothek:

Die Deutsche Bibliothek verzeichnet diese Publikation in der Deutschen Nationalbibliografie; detaillierte bibliografische Daten sind im Internet über http://dnb.d-nb.de/ abrufbar.

Dieses Werk sowie alle darin enthaltenen einzelnen Beiträge und Abbildungen sind urheberrechtlich geschützt. Jede Verwertung, die nicht ausdrücklich vom Urheberrechtsschutz zugelassen ist, bedarf der vorherigen Zustimmung des Verlages. Das gilt insbesondere für Vervielfältigungen, Bearbeitungen, Übersetzungen, Mikroverfilmungen, Auswertungen durch Datenbanken und für die Einspeicherung und Verarbeitung in elektronische Systeme. Alle Rechte, auch die des auszugsweisen Nachdrucks, der fotomechanischen Wiedergabe (einschließlich Mikrokopie) sowie der Auswertung durch Datenbanken oder ähnliche Einrichtungen, vorbehalten.

Impressum:

Copyright © 2015 GRIN Verlag, Open Publishing GmbH
Druck und Bindung: Books on Demand GmbH, Norderstedt Germany
ISBN: 978-3-668-07627-3

Dieses Buch bei GRIN:

http://www.grin.com/de/e-book/309128/der-interessenskonflikt-zwischen-dem-hippokratischen-eid-und-dem-unternehmerischen

Stefan Dahse

Der Interessenskonflikt zwischen dem Hippokratischen Eid und dem unternehmerischen Handeln

GRIN - Your knowledge has value

Der GRIN Verlag publiziert seit 1998 wissenschaftliche Arbeiten von Studenten, Hochschullehrern und anderen Akademikern als eBook und gedrucktes Buch. Die Verlagswebsite www.grin.com ist die ideale Plattform zur Veröffentlichung von Hausarbeiten, Abschlussarbeiten, wissenschaftlichen Aufsätzen, Dissertationen und Fachbüchern.

Besuchen Sie uns im Internet:

http://www.grin.com/

http://www.facebook.com/grincom

http://www.twitter.com/grin_com

FOM Bremen, Studiengang Bachelor of Arts, Gesundheits- und Sozialmanagement, SS 2015

Hausarbeit im Studienfach public health

Interessenskonflikt „Hippokratischer Eid vs. unternehmerisches Handeln".

Hausarbeitsthese:

Der Hippokratische Eid ist in Zeiten der Ökonomisierung des Gesundheitswesens nicht umsetzbar. Ärzte sind bestrebt, Nutzenmaximierung für die eigene Institution zu erstreben statt das Patientenwohl als Fokus Ihrer Tätigkeit zu haben.

vorgelegt von: Stefan Dahse

Abgabetermin: 29.06.2015

		Seite
Inhaltsverzeichnis		I
Abbildungsverzeichnis		II
Literaturverzeichnis		III-IV

1.0	Einleitung	1
2.0	Der hippokratische Eid als Grundlage der ärztlichen Ethik	2-6
2.1	historischer Betrachtung des Eides	2-5
2.2	Bedeutung des Hippokratischen Eides	6
3.0	Der Arzt als Unternehmer	7-15
3.1	Faktor Vergütung	8-9
	3.1.1 Umsätze aus Leistungen für die gesetzliche Krankenversicherung	9-10
	3.1.2 Umsätze aus Leistungen für privat Versicherte und IGeL	11-12
	3.1.3 Einkünfte aus selbstständiger Tätigkeit	13
3.2	Faktor Arbeitszeit	13-14
3.3	Fazit Spannungsfeld Vergütung / Arbeitszeit	14-15
4.0	Fazit der Hausarbeit	15-17

Abbildungsverzeichnis

Abbildung 1   Quelle: eigene Verfassung, Darstellung des Spannungsfeldes Vergütung – Arbeitszeit, in Anlehnung an „Der Wettbewerb steigt", Lindner H.,   04 2007, S.88

Abbildung 2   Quelle: Finanzierung in der Gesundheits- und Sozialwirtschaft, Holzkämper, T., Skript zur Vorlesung, Sommersemester 2015, S. 111. Darstellung der 4 Umsatzarten eines niedergelassenen Arztes

Abbildung 3   Quelle: ZI Praxis Panel 2013, Einnahmen nach Art je Inhaber, S. 13

Abbildung 4   in Anlehnung an: Quelle: ZI Praxis Panel 2013, Einnahmen nach Art je Inhaber für GKV - Leistungen, S.13

Abbildung 5   in Anlehnung an: Quelle: ZI Praxis Panel 2013, Einnahmen nach Art je Inhaber für privatärztliche Leistungen, S.13

Abbildung 6   Quelle: Wido Monitor 2015, Die Häufigkeit angebotener Privatleistungen, S.2

Abbildung 7   Quelle: Wido Monitor 2015, Die Häufigkeit angebotener Privatleistungen nach Haushaltsnettoeinkommen, S.3

Abbildung 8   Quelle: ZI Praxis Panel 2013, Wochenarbeitsstunden eines Praxisinhabers, S. 31

Abbildung 9   Quelle: ZI Praxis Panel 2013, Jahresarbeitszeit angestellter Ärzte, S.36

Abbildung 10   Quelle: Studie des RKI, Informationsverhalten und Selbstbestimmung von Bürger(in)en und Patient(in)en, 2009

Literaturverzeichnis

Bauer, A.W. 2004. "Der Patient als Kunde, die Medizin als Ware und der Arzt als Unternehmer – Lösungsweg aus ökonomischen Zwängen oder ethische Horrorvision?" *Journal für Anästhesie und Intensivbehandlung*, Nr.: 1-2004: 4.

Bogan, Aaron. 2012. *Der Sicherstellungsauftrag Der Kassenärztlichen Vereinigung.* Diss.1. Ausgabe: Schriften Zum Sozialrecht 20. Baden Baden: Nomos Verlagsgesellschaft Baden Baden.

Claus, Jörg C. 1985. *Medizingeschichte.* Wiesbaden: Medical Tribune.

Eisele, Wolfgang, und Alois Paul Knobloch, *Technik des betrieblichen Rechnungswesens.* 8.Auflage, München: Franz Vahlen.

Flintrop, Jens. 2013. "Merkantile Interessen: Zweitrangig." *Dtsch Arztebl International* Nr.: 110 (46): [1].

Flintrop, Jens, und Sabine Rieser. 2013. "Individuelle Gesundheitsleistungen: Mehr Licht in einen grauen Markt." *Dtsch Arztebl International* 110 (14): A – 641.

Frewer, Andreas, und Rolf Winau. 1997. *Geschichte und Theorie der Ethik in der Medizin.* 1. Auflage, Palm und Enke.

Gundolf, Gerhard, und Keil Gundolf. 1982. *Medizin im mittelalterlichen Abendland.* Wege der Forschung. Darmstadt: wissenschaftliche Buchgesellschaft Darmstadt.

Habich, Irene. 2015. "IGeL Angebote - wenn Ärzte zu aufdringlichen Verkäufern werden." *Spiegel.de*, November. http://www.spiegel.de/gesundheit/diagnose/igel-leistungen-die-unserioesen-methoden-mancher-aerzte-a-1031450.html.

Klein, Hans Peter, "Interview: Unternehmerisch Konsequent," Jörg-Dietrich Hoppe und Andreas Köhler erläutern die Forderungen der Ärzteschaft an die Gesundheitspolitiker (DÄ 18/2010: „Interview: Noch kann man gegen den Ärztemangel etwas tun" von Heinz Stüwe). *Dtsch Arztebl 2010; 107(25): A-1261 / B-1111 / C-1091*

Krukemeyer, Manfred G. 2011. *Das ärztliche Gespräch in Kultur der Medizin.* 1.Auflage,Stuttgart: Schattauer.

Künzl, Ernst. 2002. *Medizin in der Antike. Aus einer Welt ohne Narkose und Aspirin.* Reihe Theiss Archäologie & Geschichte. Stuttgart: Konrad Theis Verlag.

Langner, Thorsten, und Martin W Schnell. 2009. *Das Arzt-Patient- / Patient-Arzt-Gespräch: Ein Leitfaden für Klinik und Praxis.* 1. Auflage Marseille.

Lindner, Hans. 2015. "Der Wettbewerb steigt." *Arzt und Wirtschaft,* Nr.: 04 2007: 88.

Obermann, Konrad. 2006. "Ärzte Im Zukunftsmarkt Gesundheit 2006."

Pfeiffer, Doris, Dr. 2013. "IGeL-Leistungen häufig wirtschaftlich motiviert." *Der IGeL-Monitor - Bilanz nach einem Jahr*, March 20. in Pressearchiv des GKV-Spitzenverbandes. https://www.gkv-spitzenverband.de/presse/pressemitteilungen_und_statements/pressemitteilung_38464.jsp.

"Pressemitteilung zum 112. Ärztekammertag." 2015. 1. Aktives Bekenntnis zu ärztlich-ethischem Bewusstsein im Sinne des „Hippokratischen Eides". June 22. http://www.bundesaerztekammer.de/aerztetag/beschlussprotokolle-ab-1996/112-daet-2009/punkt-viii/ethik/1-aktives-bekenntnis/.

Schipperges, Helmut. 1970. *Moderne Medizin im Spiegel der Geschichte*. Thieme Verlag.

Simon, Michael. 2013. *Das Gesundheitssystem in Deutschland*. 4. Auflage. Bern: Hans Huber.

Wolff, Ullrich. 1981. *Abschied von ärztlicher Ethik*. Berlin: Colloquium Verlag.

Zok, Klaus. "WIdo Monitor 01 2015- Private Zusatzleistungen in der Arztpraxis" http://www.wido.de/fileadmin/wido/downloads/pdf_wido_monitor/wido_mon_ausg1_2015_0515.pdf.

1.0 Einleitung

Immer öfter beklagen Kassenpatienten die kurzen Behandlungszeiten[1], die Offerierung von individuelle Gesundheitsleistungen (folgend IGeL)[2] und das Gefühl „irgendwie wohl doch nicht richtig behandelt worden zu sein". Manch einer erinnert sich an die gute alte Zeit, in der alles besser zu sein schien und fragt sich: Haben niedergelassene Ärzte eigentlich noch ihre Patienten im Sinn oder eher den eigenen Geldbeutel? Diese Frage soll Thema der Hausarbeit sein.

Um diese Frage zu beantworten müssen Indikatoren festgelegt werden, die dieses „Empfinden" bestätigen oder widerlegen können. Dazu sollen in dieser Hausarbeit die Faktoren IGeL, Vergütungs- und Arbeitszeitsituation von niedergelassenen Ärzten und das daraus resultierende Spannungsfeld im Rahmen des Hippokratischen Eids betrachtet werden.

Die Vorgehensweise orientiert sich vom Generellen zum Speziellen. Zu den einzelnen Punkten sollen generelle Informationen eingeholt werden und diese dann im Kontext der Fragestellung spezialisiert werden. Dadurch wird zum Einen ein breiter Einblick ins Thema sichergestellt und andererseits finden mögliche nicht bedachte Punkte und Themen Berücksichtigung. Literatur, Forschungsergebnisse und tiefergehende Informationen wurden im Rahmen der Hausarbeit sowohl von staatlichen / universitären Bibliotheken als auch durch Publikationen durch Interessensverbände beschafft, gesichtet und bewertet. Daraus ergibt sich eine logische und sich aufbauende Kapitelabfolge.

Im Kapitel 1 wird auf den Hippokratischen Eid und einer einfachen Betrachtung im historischen Abriss und dessen daraus resultierender Wichtigkeit für den Arzt – Patient Verhältnis eingegangen. In Kapitel 2 wird der Arzt als Gewerbetreibender betrachtet und die einzelnen Produktionsfaktoren zur Gewinnerzielungsabsicht dargestellt. Insbesondere wird auf die Fokussierung der Einnahmen aus den Jahren 2009 bis 2011 Wert gelegt um eine aktuelle Darstellung zu erreichen. Ebenso wird auf das Spannungsfeld der wichtigsten Faktoren eingegangen umso in Kapitel 3 ein Fazit ziehen zu können.

---

[1] Vgl.: Die aktuelle Diskussion um Fehlbehandlungen nennt als Hauptursache eine Fehlsteuerung durch falsche Anreize in der Finanzierung der ambulanten Leistungen und die daraus resultierenden geringen „Minutenzeiten" mit dem Patienten da aktuell eine hohe Frequentierung bezahlt wird.
[2] Habich,I.2015, spiegel.de

2.0 Der hippokratische Eid als Grundlage der ärztlichen Ethik

2.1 historischer Betrachtung des Eides

Der Hippokratische Eid,

„Ich schwöre und rufe Apollon, den Arzt, und Asklepios und Hygieia und Panakeia und alle Götter und Göttinnen zu Zeugen an, dass ich diesen Eid und diesen Vertrag nach meiner Fähigkeit und nach meiner Einsicht erfüllen werde.

„Ich schwöre und rufe Apollon, den Arzt, und Asklepios und Hygieia und Panakeia und alle Götter und Göttinnen zu Zeugen an, dass ich diesen Eid und diesen Vertrag nach meiner Fähigkeit und nach meiner Einsicht erfüllen werde.

Ich werde ärztliche Verordnungen treffen zum Nutzen der Kranken nach meiner Fähigkeit und meinem Urteil, hüten aber werde ich mich davor, sie zum Schaden und in unrechter Weise anzuwenden.

Auch werde ich niemandem ein tödliches Gift geben, auch nicht, wenn ich darum gebeten werde, und ich werde auch niemanden dabei beraten; auch werde ich keiner Frau ein Abtreibungsmittel geben. Rein und fromm werde ich mein Leben und meine Kunst bewahren.

Ich werde nicht schneiden, sogar Steinleidende nicht, sondern werde das den Männern überlassen, die dieses Handwerk ausüben.

In alle Häuser, in die ich komme, werde ich zum Nutzen der Kranken hineingehen, frei von jedem bewussten Unrecht und jeder Übeltat, besonders von jedem geschlechtlichen Missbrauch an Frauen und Männern, Freien und Sklaven.

Was ich bei der Behandlung oder auch außerhalb meiner Praxis im Umgange mit Menschen sehe und höre, das man nicht weiter reden darf, werde ich verschweigen und als Geheimnis bewahren.

Wenn ich diesen Eid erfülle und nicht breche, so sei mir beschieden, in meinem Leben und in meiner Kunst voranzukommen indem ich Ansehen bei allen Menschen für alle Zeit gewinne; wenn ich ihn aber übertrete und breche, so geschehe mir das Gegenteil.", geschrieben vor über 2.500 Jahren, bedeutet die moralische und ethische Grundlage der ärztlichen Berufsmoral. Nach WOLFF werden in der Fachliteratur vier Definitionen des Hippokratischen Eides beschrieben. Neben der griechischen Urform, eine weitere in Latein, eine deutsche Übersetzung aus dem griechischen und eine arabische Version. Zur Interpretation des Hippokratischen Eides in der Hausarbeit beziehe ich mich auf die deutsche Übersetzung aus dem griechischen. „Wer seinen hippokratischen Eid verletze, der sei gar ungeeignet für den ärztlichen Beruf"[3], so die Ärzteschaft selbst. Der Arzt als „Gott in Weiß" hat demnach ganz besondere ethische und moralische Ansprüche an sich selbst und seinen Beruf – steht er doch mit seinen Patienten im Zentrum des Kampfes zwischen Gesundheit und Krankheit, zwischen Leben und Tod. Jedoch handelt es sich nicht um eine Jahrhunderte alte und frei von äußeren Einflüssen gleichbleibende ethische Grundlage sondern vielmehr ein dem Wandel der Zeit und der aktuellen Moralvorstellungen jeder Zeit änderbaren Wunschvorstellung[4] eines bestimmten Ethos, eines bestimmten Berufsbildes.

War der Beruf des Arztes im alten Griechenland von hohem gesellschaftlichem Stand, so durfte der Arzt einen Leidenden ablehnen, wenn es sich um einen todkranken handelte. „Die Übernahme der Behandlung bedeutete gleichzeitig die Garantie der Heilung"[5]. Die wissenschaftliche Methodik des griechischen / hippokratischen Arztes stellte sich darin dar, das der Arzt „wegen seiner hervorragenden Krankheitsbeobachtung und Prognostik, seiner Betonung der Naturheilkraft und seiner plausiblen Krankheitstheorie"[6] einen ersten Versuch des wissenschaftlichen Arbeitens und somit wissenschaftliche Begründungen für Heilkunde erbrachte. Griechische Ärzte ließen sich in Rom nieder und brachten die wissenschaftliche Medizin ins römische Reich.[7] Die römische Republik, ein Weltreich ohne ärztliche Profession wurde bis dato durch medizinische Bauerntraditionen und Hausmedizin versorgt.[8] Anfänge des wissenschaftlichen Arbeitens in Griechenland und im Römischen Reich wurden durch die aufkommende Christianisierung in Rom und dem folgenden Heiligen Römischen Reich deutscher Nation geprägt. Im frühen Mittelalter waren dann Mönche für jegliche Heilung verantwortlich.

---

[3] Vergleich (folgend Vgl.), 7. Approbationsordnung der Ärzte, 1989 und folgend Pressemitteilung der Ärztekammer zum Thema „Hippokratischer Eid" beim 112. Ärztetag
[4] In Anlehnung an Henry E. Siegerist (1891-1957)„Wer den Eid des Hippokrates ablegt, schwört zweifelsos einen Meineid….weil er in das sentimentale Bild passt, was wir uns von unserer eigenen Geschichte gemacht haben"
[5] Geschichte und Theorie der Ethik in der Medizin, Frewer, A. und Winau, R., 1997, Verlag Palm und Enke, S. 21
[6] Vgl. Medizingeschichte, Jörg Christian Claus, Verlag Medical Tribune, Wiesbaden, 1985, S 27
[7] Medizingeschichte, Jörg Christian Claus, Verlag Medical Tribune, Wiesbaden, 1985, S 38
[8] Vgl. Medizin in der Antike, Ernst Künzl, 2002. Stuttgart. Konrad Theis Verlag, S 26

Jede Krankheit wurde zwar als eine Folge einer Bestrafung durch Gott für begangene Sünden[9] verstanden, konnte jedoch durch naturheilkundliche Medizin behandelt werden. Mit dem Konzil von Clermont (1130) wurde den Mönchen die Ausübung von ärztlicher Tätigkeit untersagt. Damit lag die Medizin in Händen des Weltklerus[10]. Jede Krankheit galt weiterhin als eine direkte Folge einer Bestrafung durch Gott für begangene Sünden[11]. Umso mehr litt der Beruf des wissenschaftlich arbeitenden Arztes in nachfolgenden Zeitläufen des Mittelalters. Der Fokus der medizinischen Behandlung rückte auf die Errettung der menschlichen Seele. Wunderärzte, Laienärzte und Scharlatane zerstörten das ehernere Bild des Arztes. Nach mehreren Jahrhunderten der ruhenden wissenschaftlichen Entwicklung[12], den großen Pestfällen bis zum Aufkommen der Urbanisierung, führten die Entstehung von Universitäten und die Aufklärung zwischen Glauben und Vernunft, zu wichtigen Entwicklungen in der Medizin. „Ausbildung und Organisation der Ärzteschaft wurden geregelt, der Begriff der Ansteckung definiert, Maßnahmen zur Volksgesundheit ergriffen und ständige Einrichtungen geschaffen, die sich Pflege, wenn nicht gar Heilung der hoffnungslos Erkrankten, der Alten und der Ausgestoßenen angelegen sein ließen. Das gemeine Volk kam mit Ärzten wenig in Berührung. Die Bezeichnung „Doktor" war im ausgehenden Mittelalter und frühen Renaissance denjenigen vorbehalten, die hohen Rang und akademische Verbindungen hatten. „(...) war er erst einmal...unterrichtet...pflegte der Doktor ein Konsilium zu geben, gewöhnlich gegen hohes Entgelt"[13] Die Entdeckung und Erkundung des Körpers des Menschen in der Renaissance ab ca. 1550 und die Anforderungen einer permanenten ärztlichen Betreuung in den Städten ließ auch die Ärzteschaft erkennen, dass das verlorene Ansehen wieder hergestellt werden musste und die Ärzteschaft sich aus finanziellen Gründen dem gemeinen Volk öffnen sollte[14].

---

[9] Vgl. Medizingeschichte, Jörg Christian Claus, Verlag Medical Tribune, Wiesbaden, 1985, S 52
[10] Zum Klerus zählen die Männer, die von der kath. Kirche durch Wahl und Weihe mit einem kirchl. Amt und einer geistl. Vollmacht ausgestattet und somit auf eine bestimmte religiöse Lebensweise verpflichtet sind.
[11] Vgl. Medizingeschichte, Jörg Christian Claus, Verlag Medical Tribune, Wiesbaden, 1985, S 52
[12] Bereits Sprengel, Kurt (1792-1803) wirft dem Mittelalter gänzliche Vernachlässigung ihrer wissenschaftlichen Bearbeitung vor, weiter auch Julius Leopold Pagel (1902) und Max Neuburger(1911) Urquelle nicht auffindbar; Quelle: Medizin im mittelalterlichen Abendland, S. 3; Bader Gerhard und Keil Gundolf, 1982, wissenschaftliche Buchgesellschaft Darmstadt
[13] Vgl. Medizingeschichte, Jörg Christian Claus, Verlag Medical Tribune, Wiesbaden, 1985, S 63
[14] In Anlehnung an Simon, M. (2013) Das Gesundheitssystem in Deutschland, ist die Zunahme der politischen Emanzipationen von Städten der Stärkung des Bürgertums vorrausgegangen, einhergehend mit den großen Pestfällen und der damit verringerten Bevölkerungszahl, daraus Steigerung des Einkommens der Bevölkerung, wird die medizinische Versorgung in den Städten wichtiger, S.23 ff

Der Eid des Hippokrates wurde wiederbelebt – als Qualitätsmerkmal - und dient seit dem als Aushängeschild und Traditionsbekenntnis des ehrbaren ärztlichen Handelns. Durch Aufklärung und Reformation wurden Forschung und Wissenschaft dem ärztlichem Handeln zugrunde gelegt und führten zu einer enormen Verbesserung der medizinischen Versorgung. Der technische Fortschritt im 18./19. Jahrhundert legte die Grundlage der rasanten Entwicklung der Bakteriologie und damit die Ursachenfindung von zahlreichen Krankheiten. Die Verringerung von Wundfieber durch Sauberkeit und Hygiene in der klinischen Medizin[15], das Aufkommen von Anästhesie und die vielen weiteren und zahlreichen Innovationen im Bereich der Medizin führten zu einer starken Aufwertung des Arztberufes und zu einem hohen gesellschaftlichen Ansehen innerhalb der Bevölkerung die durch die industrielle Revolution unter hoher Armut litt. Durch die aufkommende Sozialversicherung und den damit einhergehenden leichteren Zugang zu ärztlichen Leistungen wurde medizinische Versorgung eine Allgemeingut. Das zunehmende und notwendige Fachwissen um die Ursachen von Erkrankungen und die akademische Ausbildung mit hohen Zulassungshürden festigten das positive Bild des Arztes. Ihre Bedeutung für die medizinische Versorgung wurde durch die Schaffung der Kassenärztlichen Vereinigung (KV) im Rahmen der Brüning'schen Notverordnung von 1931 weiter gestärkt. Wer als Arzt an der stark steigenden Zahl von Kassenpatienten partizipieren wollte, musste Mitglied der KV werden. Der hippokratische Eid, in einer christlich geprägten Umwelt, wurde zunehmend eine Bindung an Fakultäten, Kirche oder Staat und damit ein Mittel der Disziplinierung[16]. Durch Missbrauch des Eides im Nationalsozialistischen Deutschland (in Bezug auf den Kontext „Kranken nicht schaden" und „Schweigepflicht") wurde in der Folge das Genfer Gelöbnis formuliert. Seit 1950 steht das Genfer Gelöbnis als Präambel der Berufsordnung der Ärzte. Seit den 1990er Jahren prägen zunehmd Ökonomische Aspekte das Gesundheitswesen[17]. Budgetierungen, und Zuzahlungen sollen sowohl den Patienten als auch den Arzt in seinem Nutzungs- und Verordnungsverhalten steuern. Die ökonomische Betrachtung der Leistungserstellung zwischen Arzt und Patient forciert die Idee eines geschäftlichen Vorgangs.

---

[15] Chirurg Joseph Lister führte 1867 die mit Karbolsäure getränkten Wundverbände ein, Wundfieber verringerte sich in erheblichem Masse.
[16] Vgl. [16] Geschichte und Theorie der Ethik in der Medizin, A.Frewer und R.Winau, 1997, Verlag Palm und Enke, S.19
[17] Mit Beginn der 1990 Jahre wurden zahlreichen Reformen durchgeführt. 1993 trat das Gesundheitsstrukturgesetz in Kraft, dessen wichtigsten Merkmale die sektorale Budgetierung, Reform der Krankenhausfinanzierung und eine Reform der Krankenversicherung beinhaltete. Weiter folgten die „dritte Stufe der Gesundheitsreform" mit weiteren Gesetzen und der Gesundheitsreform 2000. Seitdem finden regelmäßig wiederkehrend Anpassungen statt (Vgl. Amnog, GMG, GKV-OrgWG, KHRG).

2.2 Bedeutung des Hippokratischen Eides

Der Hippokratische Eid dient dabei als moralische und ethische Basis des Geschäftsvorgangs. Was genau der hippokratische Eid jedoch bedeutet, ist im Laufe der Geschichte nie über alle Zeiten und über jeden Zweifel erhaben festgelegt worden. Vielmehr spiegeln sich in seinen Interpretationen die verschiedenen Einflüsse der jeweiligen Zeit. Damit passt sich der Hippokratische Eid entsprechend den Gegebenheiten an. WINAU geht weiter und beschreibt den hippokratischen Eid als das Ergebnis von esoterischen Medizinern aus Phytagoras[18]. Einzig die Merkmale „nicht schaden" und „Schweigepflicht" überdauern die Jahrhunderte bis ins 21. Jahrhundert. WOLF schreibt dazu, „ärztliche Ethik heute? (…)in unserer Zeit mehr als Provokation, denn als hilfreiche Schutzmaßnahme für den Kranken empfunden, wenn die Ärzte sich gleichsam elitär mit einer eigenständigen Moral und gesondertem Berufseid umgeben"[19].

Als Fazit kann festgestellt werden, dass sich der hippokratische Eid in seinem Facettenreichtum und Ausprägungen im Laufe der Jahrhunderte als die moralische Basis für das ärztliche Handeln präsentiert. Er stellt auch ein Qualitätsmerkmal gegenüber Patienten und Kunden dar. Durch dieses Qualitätsversprechen dient und diente der Hippokratische Eid und der Bezug darauf auch immer als Unterstützung einer Hochpreisstrategie gegenüber dem Zahlungs- bzw. Behandlungswilligen.

Verfolgt man den Hippokratischen Eid weiter als „Werbeslogan und Qualitätsmerkmal", dann ist man bei der ökonomisierten Medizin im Ganzen und dem Unternehmen Arztpraxis im Speziellen angelangt. In Zeiten der Gewinnsteigerung und profitorientierten Arbeitsweise ist ein „Slogan"[20] und Qualitätsmerkmal, ein Darstellen von Fähigkeiten" oder auch nur der Glaube des Kunden daran, ein entscheidender Wettbewerbsvorteil gegenüber anderen Gesundheitsdienstleistern oder konkurrierenden Anbietern.

---

[18] Geschichte und Theorie der Ethik in der Medizin, A.Frewer und R.Winau, 1997, Verlag Palm und Enke, S 18
[19] Wolff, Ulrich, Abschied von Hippokrates, Colloquium Verlag Berlin1981, S.73
[20] Vgl. Werbekampagne „Ich arbeite für Ihr Leben gern" der KBV in der dargestellt wird, das Ärzte das Patientenwohl im Fokus haben

3.0 Der Arzt als Unternehmer

Der Betätigungsmöglichkeiten des niedergelassenen Arztes als Kleinstunternehmer[21] ist vielschichtig. Die Umsatz- und Einnahmemöglichkeiten reichen von Honoraren aus der gesetzlichen Krankenversicherung (folgend GKV) über privatärztliche Einnahmen und Tätigkeiten als Studienbegleitung im Bereich Forschung und Entwicklung von Pharmafirmen (Anwendungsforschung) oder als selbstständiger Praxisinhaber mit Mitarbeitern. Diese vielfältigen Möglichkeiten und aufgrund der zentralen Funktion im Gesundheitssystem[22] steht der niedergelassene Arzt immer wieder im Fokus vom Ärztekammer[23], Kassenärztlicher Vereinigung und Kassenärztlicher Bundesvereinigung[24], GKV-Spitzenverband[25] und anderen Institutionen. Die Kerntätigkeit eines niedergelassenen Kassenarztes ist die Behandlung von Erkrankten[26]. Diese Tätigkeit ist geprägt durch die physische Anwesenheit des Arztes bei aktiven Leistungen und Delegation von passiven Anwendungen.[27] Die Leistungserstellung befindet sich in einem Spannungsfeld und ist zum einen geprägt durch den begrenzten Faktor Vergütung je Patient und zum anderen um den Faktor Arbeitszeit.

Darstellung des Spannungsfeldes Arbeitszeit/Vergütung

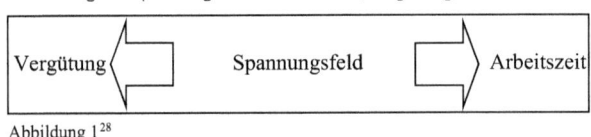

Abbildung 1[28]

---

[21] Der Arzt als Kleinunternehmer steht wie andere Kleinunternehmen auch im Wettbewerb um Mitarbeiter und Kunden. So schreibt 2010 das Ärzteblatt: "Niedergelassene Ärzte als Kleinunternehmer und Krankenhausabteilungen mit ihren Ärzten müssen sich notgedrungen als Konkurrenten merkantil verhalten"; Klein, H.P. 2010
[22] Vgl. Simon, M, 2013; S. 19 ff, Die Entwicklung des Gesundheitssystems in Deutschland wurde seit Gründung der Sozialversicherung erst durch angestellte und später durch Ärzte in der KV als prägende Institution mitentwickelt.
[23] Ärztekammer und Bundesärztekammer als Interessenvertretung und Entwicklungsorganisation des Berufsstandes
[24] Vorwiegend betrachtet als Gewährleistungs- und Sicherstellungsbeauftragte sowie Interessensvertretung in Form einer Körperschaft des öffentlichen Rechts gegenüber der GKV.
[25] Im Rahmen der Selbstverwaltung und der Gestaltung der Verhandlungspreise zwischen KBV und GKV-Spitzenverband ist dieser als Gegensatz zur BKV zu verstehen. Viele Veröffentlichungen der KBV werden durch den GKV spitzenverband bewertet und / oder mit anderen Argumenten entkräftet (Bsp. „Faktenblatt Arztvergütung").
[26] Zentralinstitut der kassenärztlichen Versorgung (folgend ZI) Praxis Panel 2013: Die durchschnittliche Wochenarbeitszeit von Ärzten und Psychotherapeuten für ärztliche Tätigkeiten betrug im Jahr 2011 46 Wochenstunden (vgl. Tabelle 11). Davon entfallen 36 Stunden (78%) auf den direkten Patientenkontakt (Beratung, Untersuchung und Behandlung).
[27] Bei der ärztlichen Tätigkeit handelt es sich um eine Dienstleistung mit Prozesscharakter. Dieser dient dabei der unmittelbaren Bedarfsdeckung mit immaterieller Wirkung, deren Vollzug und Inanspruchnahme einen synchronen Kontakt zwischen Leistungsersteller und Leistungsnutzer (Arzt/Patient) voraussetzt.
[28] Quelle: eigene Verfassung, in Anlehnung an „Der Wettbewerb steigt", 04 2007, S.88

Diese beiden Faktoren sind grundlegende Einflussfaktoren zur Erhöhung oder Senkung des Einkommens bzw. der Umsatzerzielung. Die daraus resultierende finanzielle Vergütung von Ärzten ist auch immer wieder Gegenstand von kontroversen Diskussionen[29].

3.1 Faktor Vergütung

Niedergelassene Fachärzte erzielen in der Regel aus vier Einkommens- bzw. Umsatzarten Ihre Vergütung. Dabei hat der niedergelassene Arzt wie jedes andere Unternehmen auch im Unternehmensprozess die Erhöhung der Einnahmen und die Senkung der Ausgaben, also die Gewinnmaximierung, als Ziel.[30] In der Gesamtbetrachtung ergeben sich ökonomische Zwänge aus der Differenz der Einnahmen und Ausgaben des niedergelassenen Arztes. Die vier Umsatzarten teilen sich dabei auf:

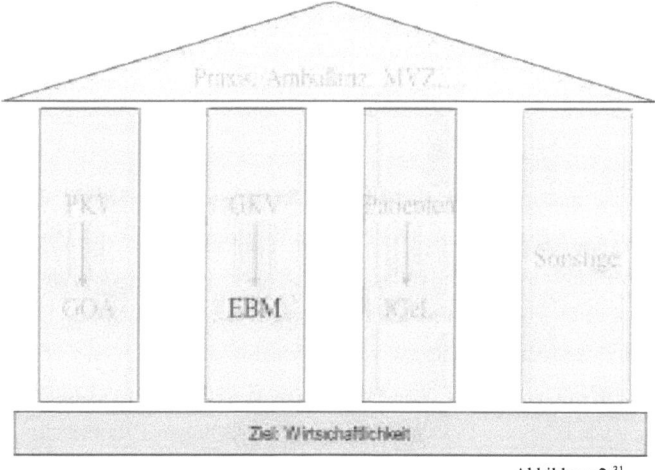

Darstellung der 4 Umsatzarten   Abbildung 2,[31]

---

[29] So schreibt Uwe Repschläger im Report der Barmer GEK zur ärztlichen Vergütung aus 2013: „Nach Ansicht des Vorsitzenden der Kassenärztlichen Vereinigung Nordrhein droht jeder fünften Praxis in Nordrhein der Bankrott, im Bund sind es angeblich noch mehr (Arzt und Wirtschaft 2009: 1). Diejenigen, die noch nicht pleite sind, haben ihre Praxis mehrheitlich aus rein idealistischen Gründen noch nicht geschlossen. „Niedrigverdiener", „13 Euro für einen Hausbesuch", „zwei Quartale wird umsonst gearbeitet", „ärztliche Arbeit wird verramscht", „nur 13,81 Euro ist die kranke Frau pro Quartal wert" (Berufsverband der Frauenärzte 2009), so oder so ähnlich lauten die vielfältigen und laut vernehmbaren Botschaften der organisierten Ärzteschaft in Richtung Öffentlichkeit und Politik."
[30] Eisele,W.,Knoblich,A.P.,2011, S .3 f ,. S tellen den n P rozess des U nternehmens a us der S icht de s Rechnungswesens mit elementaren Zielen als Zahlungsmittelbeschaffung, Verwendung, Wertschöpfung und Zahlungsmittelfreisetzung dar. Das Unternehmensgeschehen ist dabei als interdependenten Umsatzprozess charakterisiert.
[31] Holzkämper, T., Finanzierung in der Gesundheits- und Sozialwirtschaft, Skript zur Vorlesung, Sommersemester 2015, S. 111

Einnahmen nach Art in Tausend Euro je Inhaber in den Jahren 2009 bis 2011					
Gesamt	2009	2010	2011	2011 zu 2009	durchschn. je Jahr
Gesamteinnahmen	270,3 €	276,1 €	281,5 €		
- Veränderung zum Vorjahr in Tsd. €		5,8 €	5,4 €	11,2 €	5,6 €
- Veränderung zum Vorjahr in %		2,1%	1,9%	4,1%	2,0%
GKV-Praxis	197,9 €	201,7 €	205,7 €		
- Anteil an Gesamteinnahmen	73,2%	73,0%	73,1%		
- Veränderung zum Vorjahr in Tsd. €		3,7 €	4,1 €	7,8 €	3,9 €
- Veränderung zum Vorjahr in %		1,9%	2,0%	3,9%	1,9%
Privat-Praxis	56,8 €	58,0 €	59,0 €		
- Anteil an Gesamteinnahmen	21,0%	21,0%	20,9%		
- Veränderung zum Vorjahr in Tsd. €		1,2 €	0,9 €	2,1 €	1,1 €
- Veränderung zum Vorjahr in %		2,1%	1,6%	3,8%	1,9%
BG und Unfallversicherung	2,4 €	2,7 €	2,7 €		
- Anteil an Gesamteinnahmen	0,9%	1,0%	0,9%		
- Veränderung zum Vorjahr in Tsd. €		0,2 €	0,0 €	0,2 €	0,1 €
- Veränderung zum Vorjahr in %		9,6%	-0,1%	9,6%	4,7%
Sonstige	13,1 €	13,7 €	14,1 €		
- Anteil an Gesamteinnahmen	4,9%	5,0%	5,0%		
- Veränderung zum Vorjahr in Tsd. €		0,6 €	0,4 €	1,0 €	0,5 €
- Veränderung zum Vorjahr in %		4,7%	2,8%	7,6%	3,7%

Hinweis: Angaben in Tausend sowie Veränderung zum Vorjahr in Tausend und in Prozent. Die Berechnung der Veränderungsraten erfolgte auf Basis der ungerundeten Angaben in Kapitel 8 des ZI-Praxis-Panel 2013.

Abbildung 3[32]

Die größten Umsatzbereiche ergeben sich aus Umsätzen aus Leistungen für die gesetzliche Krankenversicherung un d a us L eistungsprozessen f ür pr ivat V ersicherte und I GeL. Die Umsätze au s s onstigen T ätigkeiten und B erufsgenossenschaften sowie g esetzlichen Unfallversicherungen sind vergleichsweise niedrig[33] und deswegen zu vernachlässigen. Feststellbar i st, d ass es v erlässliche Z ahlen zu r E innahmensituation n ur v on d en gesetzlichen K rankenversicherungen, U nfallversicherungen und B erufsgenossenschaften gibt. Die Differenzierung von I GeL und P rivatbehandlungen i st nicht m öglich, da es sich bei beiden Umsatzarten um rein privatwirtschaftliche Vertragssituationen handelt.

3.1.1 Umsätze aus Leistungen für die gesetzliche Krankenversicherung

Leistungsvergütungsansprüche gemäß de m S achleistungsprinzip für di e B ehandlung von gesetzlich Versicherten ergeben sich aus den einheitlichen Bewertungsmaßstäben (folgend EBM). D er E BM be stimmt de n Inhalt de r abrechnungsfähigen L eistungen un d I hr wertmäßiges, in Punkten ausgedrücktes Verhältnis zu einander (§87 Abs. 2 SGB V).

---

[32] Quelle: ZI Praxis Pannel 2013, S.13
[33] Die Umsätze aus GKV-Leistungen, privatärztlichen Leistungen (PKV) und IGeL betragen in 2011 nach ZI Praxis Panel 2013 94% der Gesamtumsätze (Vgl. Tabelle 3)

Im EBM - Katalog s ind a lle a nrechnungsfähigen L eistungen a ufgelistet und m it e iner Punktzahl versehen. Die tatsächliche Vergütung ergibt sich durch die Multiplikation mit der angegebenen Punktzahl mit dem jeweils geltenden Auszahlungspunktwert[34]. Die Vergütungen von 2009 bis 2011 stiegen um 3,9%.

Darstellung der Einnahmen aus GKV – Leistungen 2009-2011			
Jahr	2009	2010	2011
Gesamteinnahmen in Tsd. aus GKV	197,9€	201,7€	205,7
Anteil an Gesamteinnahmen	73,2%	73,0%	73,1%
Veränderung zum Vorjahr		1,9%	2,0%

Abbildung 4[35]

Anders al s beim k lassischen U nternehmen h at d er n iedergelassene A rzt beim gr ößten Einnahmenblock keine freie M arktteilnahme mit d em Marktpreis als In dikator u nd Ausgleich für A ngebot und N achfrage[36] sondern i st i m hohe n M asse von Verhandlungspreisen[37] durch sei ne kassenärztliche V ereinigung und de n vereinbarten Honorarverteilungsmaßstäben[38] abhängig. D er V orteil b esteht zw ar i n ei ner grundsätzlichen U msatzsicherheit, di ese S icherheit i st jedoch dur ch ve rgleichsweise geringen Vergütung je Patient geprägt.[39]

---

[34] Die gesetzlichen Krankenkassen leisten i.d.R. keine direkten Zahlungen an den einzelnen Vertragsarzt, sondern zahlen s o ge nannte Ge samtvergütungen a n di e KV. D en KVen g ehören al le V ertragsärzte ei ner Region a ls M itglieder a n. Die KV erhält un d verteilt d ie G esamtvergütungen m ithilfe e ines Honorarverteilungsmaßstabs (folgend HVM) a n die a n der a mbulanten Ve rsorgung teilnehmenden Är zte. Den HVM legt die KV im Benehmen mit den Landesverbänden der Krankenkassen und den Ersatzkassen fest. G rundlage f ür d ie zu L asten d er GKV-abrechnungsfähigen L eistungen is t EBM. D iese Gebührenordnung für v ertragsärztliche L eistungen wird du rch de n B ewertungsausschuss ve reinbart, de r gemeinsam von KBV und dem GKV-Spitzenverband gebildet wird und der von diesen Organisationen mit Vertretern paritätisch besetzt wird.
[35] in Anlehnung an: Quelle: ZI Praxis Panel 2013, Einnahmen nach Art je Inhaber, S.13
[36] Vgl. Marktpreis ist das Ergebnis der freien Kräfte des Marktes zwischen Angebot und Nachfrage
[37] Die V erhandlungspreise zw ischen k assenärztlicher Vereinigung u nd d en gesetzlichen Krankenversicherungen im Rahmen der Selbstverwaltung stellen eine hohe Form der staatlichen Regulierung dar. Zwar gilt im Bereich der GKV das Bedarfsdeckungsprinzip vor Beitragsstabilität, diese bezieht sich aber ausschließlich au f die L eistungen f ür Versicherte al s s olches. D ie Honorare für M ediziner s ind davon ausdrücklich ausgenommen. H ier ga lt l ange Z eit di e Gr undlohnsummenbindung, s eit 200 9 gilt die morbiditätsorientierte Gesamtvergütung.
[38] Honorarverteilungsmaßstäbe sind v on de r jeweiligen ka ssenärztlichen Vereinigung festzulegen und eine der wichtigsten Aufgaben der KV. Dabei sind bundesweit geltende Grundsätze einzuhalten. Die Verteilung der Honorare s orgt regelmäßig f ür kontroverse Diskussionen i nnerhalb der Ä rzteschaft, um e ine ge rechte Verteilung zu erreichen.
[39] Vgl. der Vergütung von ge setzlichen K assenleistungen zur E inzelleistungsvergütung be i privatwirtschaftlich V ersicherten beträgt i n der R egel die GoÄ bis z um 2 ,3 fachen Satz al s b ei gesetzlich Versicherten. Vgl. auch Urteil des BGH vom 07.11.2007 zum Thema GoÄ (Az.: IIIZR 54/07)

3.1.2 Umsätze aus Leistungen für privat Versicherte und IGeL

Die V ergütung von pr ivatärztlichen L eistungen[40] nach de m K ostenerstattungsprinzip erfolgt i.d.R. a uf G rundlage einer s chriftlichen B ehandlungsvereinbarung u nd de r Gebührenordnung der Ärzte (folgend GoÄ). Diese ist verpflichtend anzuwenden bis zum 2,3 fachen Satz für persönlich erbrachte Leistungen, im besonders schweren Fällen sogar bis 3,5fachen Satz. Im Rahmen dieser GoÄ ist der Arzt frei für seine Preisgestaltung.[41] Die Umsätze stiegen in der Zeit von 2009 bis 2011 um 3,8%.

Darstellung der Einnahmen aus privatärztlichen – Leistungen 2009-2011			
Jahr	2009	2010	2011
Gesamteinnahmen in Tsd. aus PKV	56,8€	58,0€	59,0
Anteil an Gesamteinnahmen	21,0%	21,0%	20,9%
Veränderung zum Vorjahr		2,1 %	21,6%

Abbildung 5[42]

Ableitend a us de m Wido M onitor[43] lässt s ich vermuten, da ss de r V erkauf von I geL – Leistungen in den letzten Jahren angestiegen ist. Festgestellt wurde in einer repräsentativen Umfrage von Versicherten durch das wissenschaftliche Institut der AOK, das nahezu 33% der Versicherten in den Letzen 12 Monaten in Kontakt mit IGeL gekommen ist. Folglich wird ein Teil davon auch die angebotene Leistung erworben haben. Der Markt für IGeL übersteigt regelmäßig die Mrd € Grenze.[44] Bemerkenswert i st d abei, d ass I GeL sozial selektiv angeboten werden. Die AOK stellte dazu fest, dass vor allem einkommensstarken und gebildeten Versicherten IGeL angeboten werden.

---

[40] Privat Versicherte Patienten und Beihilfeberechtigte sowie Selbstzahler ohne IGeL
[41] Die Form und den Inhalt einer Honorarvereinbarung hat der Gesetzgeber in § 2 Abs. 2 Satz 1 GOÄ enge Grenzen gesetzt. Schriftlich festgehalten werden soll die genaue Bezeichnung von Nummer, Leistung und Steigerungssatz. E s s oll a uch a usdrücklich festgestellt w erden, dass e ine E rstattung de r Ve rgütung durch Erstattungsstellen möglicherweise nicht in vollem Umfang gewährleistet ist
Der Ge staltungsrahmen de s Ar ztes bl eibt s omit a uf z wei P unkte be schränkt: Z um einen ka nn de r A rzt entscheiden, welche Leistungen er zum Gegenstand seiner Honorarvereinbarung machen will. Zum anderen kann e r f ür s eine L eistungen e inen be stimmten S teigerungssatz a ushandeln. Weder di e G OÄ noch di e Berufsordnung definieren jedoch genau, bis zu welcher Höhe der Arzt den Einfachsatz steigern darf.
[42] in Anlehnung an: Quelle: ZI Praxis Panel 2013, Einnahmen nach Art je Inhaber, S.13
[43] 01 2015, Die Versicherten-Umfrage des Wissenschaftlichen Instituts der AOK
[44] Vgl.: Ärztezeitung 04 2013, Wido Monitor, Igel Monitor

Die Häufigkeit angebotener Privatleistungen

„Ist Ihnen im Laufe der letzten zwölf Monate in einer Arztpraxis – ohne Zahnarzt – eine ärztliche Leistung als Privatleistung angeboten oder in Rechnung gestellt worden?"

Zustimmung in Prozent

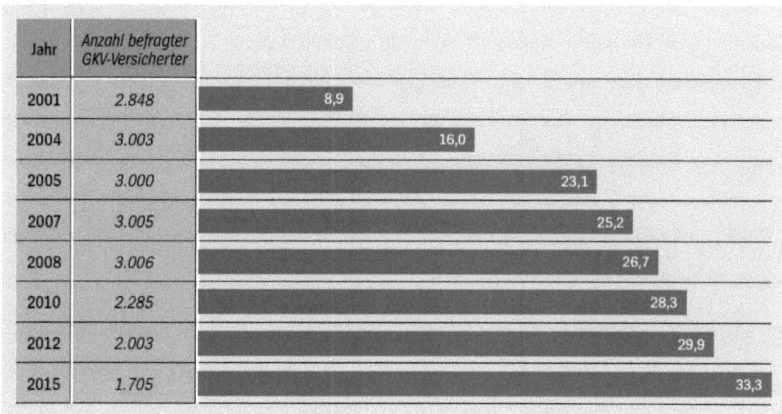

Jahr	Anzahl befragter GKV-Versicherter	
2001	2.848	8,9
2004	3.003	16,0
2005	3.000	23,1
2007	3.005	25,2
2008	3.006	26,7
2010	2.285	28,3
2012	2.003	29,9
2015	1.705	33,3

Der Anteil der GKV-Versicherten mit IGeL-Erfahrung ist im Zeitverlauf kontinuierlich angestiegen.

Quelle: WIdO-monitor 2015

Abbildung 6

Die Häufigkeit angebotener Privatleistungen – nach Haushaltsnettoeinkommen, Schulbildung und Morbiditätskriterien

„Ist Ihnen im Laufe der letzten zwölf Monate in einer Arztpraxis – ohne Zahnarzt – eine ärztliche Leistung als Privatleistung angeboten oder in Rechnung gestellt worden?"

	Insg.	Monatliches Haushaltsnettoeinkommen in Euro					Schulbildung		
		unter 1.000	1.000 bis < 2.000	2.000 bis < 3.000	3.000 bis < 4.000	4.000 und mehr	niedrig	mittel	hoch
Anzahl befragter GKV-Versicherter	1.705	131	409	372	189	167	509	611	570
Zustimmung in Prozent	33,3	19,1	31,8	37,6	39,7	40,7	26,9	36,3	35,8

	Insg.	Altersgruppen					Versicherte mit Angabe von ...		
		unter 30 Jahre	30 bis < 40	40 bis < 50	50 bis 65	über 65	Diabetes	KHK*	BHD**
Anzahl befragter GKV-Versicherter	1.705	231	271	272	480	449	146	175	501
Zustimmung in Prozent	33,3	20,8	33,9	37,9	35,4	34,1	32,9	34,9	34,9

IGeL werden überproportional einkommensstarken und gebildeten Versicherten angeboten, nicht verstärkt Menschen im höheren Alter oder mit chronischen Erkrankungen. *KHK = Koronare Herzkrankheit; **BHD = Bluthochdruck

Quelle: WIdO-monitor 2015

Abbildung 7

3.1.3 Einkünfte aus selbstständiger Tätigkeit

Der durch die niedergelassenen Ärzte erzielte Umsatz abzüglich der Kosten für Personal, Miete, Verwaltung, Leasing von med. Geräte, Instandsetzung, Weiterbildung, Marketing usw. (Ertrag – Aufwand) ergibt den Jahresüberschuss. Dieser betrug im Jahr 2011 145.100,-€ je Praxisinhaber. Das Zentralinstitut der kassenärztlichen Versorgung (folgend ZI) führt aus, das s der Jahresüberschuss gegenüber 2009 nahezu unverändert blieb[45]. Abzüglich Altersvorsorge, Krankenversicherung, Pflegeversicherung, Einkommenssteuer, Versicherung usw. ergibt sich ein durchschnittliches Nettoeinkommen in Höhe von 71.476,-€. In Verbindung mit den durchschnittlichen Arbeitszeiten ergibt sich daraus ein Nettostundenlohn von ca. 30,-€.

JOHANN MAGNUS VON STACKELBERG, stellvertretender Vorstandsvorsitzender des GKV-Spitzenverbandes führt dazu in 2014 aus: „Niedergelassene Ärzte haben seit 2008 deutliche Honorarsteigerungen erhalten. Derzeit liegt der durchschnittliche Reinertrag eines Praxisinhabers bei über 160.000 Euro. Gegenüber 2007 ist das eine Steigerung um fast 17 Prozent. Von einer Unterfinanzierung kann also keineswegs die Rede sein."

3.2 Faktor Arbeitszeit

Der zweite Produktionsfaktor, die Arbeitszeit, steht in unmittelbaren Zusammenhang mit dem zu erwirtschaftenden Umsatz. Ärzte dürfen zwar Leistungen delegieren, müssen aber den größten Teil direkt erbringen. Dadurch entsteht ein linearer Zusammenhang zwischen Einkommen und Arbeitszeit[46]. Je mehr Patienten je Stunde behandelt, desto mehr kann abgerechnet werden. [47]
Die durchschnittliche Arbeitszeit nach ZI bei niedergelassenen Ärzten beträgt in 2011 50,9 Stunden.

---

[45] ZI Praxis Panel, 2013, S. 10
[46] Studie „Ärzte im Zukunftsmarkt Gesundheit 2006 - Eine Studie der Stiftung Gesundheit durchgeführt von der Gesellschaft für Gesundheitsmarktanalyse mbH", S. 16 weist einen direkten Zusammenhang zwischen Einkommen und wöchentlicher Arbeitszeit bei niedergelassenen Ärzten nach.
[47] Ein Zusammenhang zwischen Arbeitszeit und Einkommen ergibt sich auch aus dem Wesen der medizinischen Dienstleistung. Diese kann und darf größtenteils nur per direkt durch den Arzt erbracht werden.

Tabelle 11 Wochenarbeitsstunden der Inhaber je Inhaber differenziert nach Regionstyp, Fachbereich und Organisationsform im Jahr 2011

Datenbasis	Praxen	Wochen-arbeitszeit in Std.	Praxis-management in Std.	Ärztliche Tätigkeiten in Std.	davon für... Arbeit mit Patienten	Arbeit ohne Patienten	Notdienste
Gesamt	3.910	50,9	4,5	46,5	36,4	8,1	2,0
Regionstyp							
Stadt	1.421	48,7	4,6	44,1	34,8	8,3	1,1
Land	840	54,1	4,1	50,0	37,9	8,4	3,7
Umland	1.649	51,7	4,5	47,2	37,2	7,9	2,2

Abbildung 8[48]

Damit e ntspricht d iese A rbeitszeit d er Z eit e ines le itenden A ngestellten u nd a nderer Selbstständiger. Im Jahr 2006 be trug die dur chschnittliche A rbeitszeit ei nes niedergelassenen Arztes 56 Stunden[49]. Die durchschnittliche Krankheitsdauer eines Arztes umfasst ca. 1 ,7 T age j e Jah r u nd i st d amit d eutlich n iedriger als andere Bevölkerungsgruppen in Deutschland.[50]

Tabelle 16 Jahresarbeitszeit angestellter Ärzte und Inhaber ohne Praxismanagement je Patient

	Praxen	Minuten je Patient
Gesamt	3.959	33,1
weiblich	1.414	38,3
männlich	2.233	31,1
gemischt	312	32,5

Abbildung 9[51]

Die B ehandlungszeit j e P atient b eträgt nach B erechnungen de s ZI im J ahr 2011 33,1 Minuten j e P atient und Jahr. Bei e inem quartalsweisen B esuch d es Arztes b eträgt d ie reguläre B ehandlungszeit 8,27 M inuten. D as entspricht de n derzeitigen Literaturstand der die Gesprächsdauer Arzt - Patient von 3-5 Minuten[52] und 7-8 Minuten[53] darstellt.

3.3 Fazit Spannungsfeld Vergütung / Arbeitszeit

Berufsrechtliche B eschränkungen, hohe ge setzliche A nforderung und B eschränkungen an Abrechnung de r e rbrachten L eistung und de r V erweis a uf ethische und moralische Grundsätze sollen e ine auf monetären G ründen ba sierende medizinische Entscheidung verhindern.

---

[48] ZI Praxis Panel 2013, Wochenarbeitsstunden eines Praxisinhabers, S. 31
[49] Studie „Ärzte im Zukunftsmarkt Gesundheit 2006 - Eine Studie der Stiftung Gesundheit durchgeführt von der Gesellschaft für Gesundheitsmarktanalyse mbH"
[50] ZIPP Jahresbericht 2013, S. 32
[51] Quelle: ZI Praxis Panel 2013, S.36
[52] Langer, T.Schnell, M., 2009, S.87
[53] Krukemeyer, Manfred G., 2011, S.23

Die Bundesärztekammer hat dazu 2013 ein Dossier gefertigt in dem Sie die Kernaussage: trifft: „Ärztliche Behandlungsentscheidungen müssen nach medizinischen Gesichtspunkten getroffen werden und dürfen sich nicht von berufsfremden, insbesondere nicht von merkantilen Interessen leiten lassen."[54] Bereits 2004 hat BAUER gefragt: „Der Patient als Kunde, die Medizin als Ware und der Arzt als Unternehmer – Lösungsweg aus ökonomischen Zwängen oder ethische Horrorvision?"[55].

Grundsätzlich handelt es sich bei einem niedergelassenen Arzt um einen Kleinstunternehmer der ebenso merkantil tätig sein muss wie andere Kleinstunternehmen. Um das Einkommen und somit den Gewinn zu steigern wird der Arzt deswegen entweder versuchen[56],

a) die Anzahl der Patienten zu erhöhen
b) seine grundsätzliche Leistung teurer zu verkaufen,
c) ärztliche Tätigkeiten oder Nebentätigkeiten auf andere Berufsgruppen mit weniger Stundenkosten zu übertragen
d) die Arbeitszeit zu erhöhen wenn das Einkommen nicht ausreichend
e) die Arbeitszeit zu verringern wenn das Einkommen ausreicht
f) versucht sein den Durchschnittsumsatz je Patient erhöhen.

Die Tätigkeit als Arzt und als Unternehmer befindet sich im Spannungsfeld der monetären Unternehmerinteressen, der Arztinteressen und der Patienteninteressen die eine möglichst hochwertige Behandlung erwarten. Der Arzt kämpft um Patienten da diese die Grundlage seiner Einnahmenbasis darstellen. Dabei erhält der Arzt einen Vertrauensvorsprung durch den Patienten, den dieser geht davon aus das der Arzt die Ihm bestmögliche Behandlung verordnet.

---

[54] Flintrop,J.2013
[55] Bauer,A.W.2004
[56] Vgl. Outputeffizienz und Nutzenmaximierung. Ein Verbraucher oder Unternehmen sind bemüht für den minimalen Aufwand den maximalen Nutzen zu erreichen. Gerade und auch bei der Ausübung der beruflichen Tätigkeit handelt es sich um eine Abwägung von Präferenzen und Nutzenmaximierung. (Vgl. work life balance)

4. Fazit

Der H ippokratische E id di ente und di ent a ls ethische und moralische G rundlage de r niedergelassenen Ä rzte. Deutlicher In dikator f ür d ie e hrenhafte T ätigkeit ist d ie h ohe Wochenarbeitszeit und der äußerst geringe K rankenstand. In d en m eisten F ällen werden Patienten bei niedergelassener Ärzte in jeglicher Hinsicht gut behandelt und versorgt.
Das Patienten das auch so sehen zeigt eine Auswertung der Studie Informationsverhalten und Selbstbestimmung des ROBER Koch Institut aus dem Jahr 2009. Die Ursachen für das Gefühl schlecht behandelt worden zu sein müssen also woanders liegen. Dazu bestätigen mehrere Studien, das sich die Behandlungszeit in den letzten Jahren immer weiter verkürzt hat.

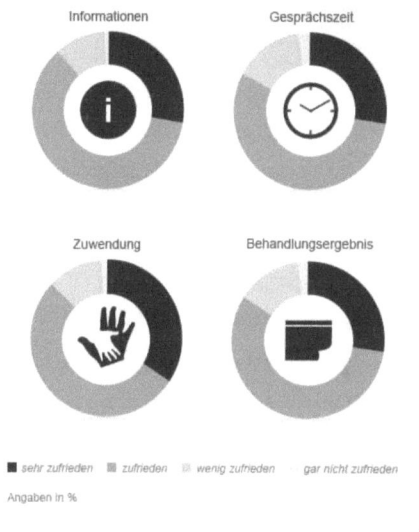

Abbildung 10[57]

Der da raus r esultierende A spekt, de r kur zen und kna ppen B ehandlung, f olgt de r Vergütung, di e derzeit durch f alsche A nreizsetzung des E BM auf Massenbehandlung abzielt. E ine wichtige B edeutung be i der schnellen B ehandlung v on P atienten ist d ie Informationsasymmetrie zw ischen A rzt u nd P atient. P atienten v erlassen si ch au f d as Können de s behandelnden A rztes. D abei ha t der Patient kaum Möglichkeiten, di e Richtigkeit und Qualität der angewandten Maßnahmen zu beurteilen.

---

[57] **Studie zum Informationsverhalten und Selbstbestimmung von Bürgern und Patienten, RKI, 2009**

Der Arzt muss sich ebenfalls auf die gemachten Aussagen des Patienten verlassen können. Es handelt sich daher um eine zweiseitige Informationsasymmetrie. Diese kann nur durch Vertrauen und gemeinsame „Zeit" gefördert werden. Dazu ist jedoch eine Umstellung des EBM notwendig in der auch die Behandlungszeit berücksichtigt wird.

Auch der Beteiligungsgrad des Patienten hat sich in den letzten Jahren aufgrund eines veränderten Rollenverständnisses von Arzt und Patient gewandelt. Durch ein verändertes Selbstbild des Patienten hat sich so der Wandel hin zu einem partnerschaftlichen Arzt-Patienten Verhältnis vollzogen. Die traditionelle Rolle, bei der der Arzt eine bestimmende Rolle übernimmt, wird zunehmend durch eine hohe s Maß an Selbstbestimmtheit der Patienten ersetzt. Der mündige Patient tritt selbstbewusst gegenüber dem Arzt auf, der sich in seiner neuen Rolle als Partner und Berater und eben nicht mehr als Gott in weiß definieren muss.

Auch der ökonomischen Aspekt des Arzt-Patienten-Verhältnisses muss hinterfragt werden. Dies betrifft das Rollenverständnis, bei dem der Arzt zunehmend als Dienstleister und der Patient als Kunde gesehen wird. Dem Ansatz, den Patienten als Kunden zu betrachten, steht die Tatsache entgegen, dass Gesundheit kein Konsumgut ist, dass tatsächlich Erkrankte die Behandlung eben nicht frei aussuchen können und die Finanzierung der Leistungen in der GKV größtenteils solidarisch geschieht. Die Betrachtung des IGeL-Marktes lässt vermuten, dass einige niedergelassene Ärzte gut situierte Patienten mit IGeL vor allem aus monetären Gründen behandeln. Der Nachweis darüber ist aber äußerst schwierig, weswegen nur die Ärzteschaft selber im Rahmen der Selbstverwaltung Ihren „marktwirtschaftlich und ökonomische denkenden Ärzten" klar machen kann, dass der Beruf und die Behandlung von Patienten natürlich gut bezahlt werden soll, aber eben die medizinischen Behandlung im Mittelpunkt steht. Dieses seriöse „IGeLn" ist grundsätzlich möglich, sofern ethische, moralische und rechtliche Rahmenbedingungen eingehalten werden. Für Patienten können bei privatärztlichen Leistungen Vertrauensproblem nach sich ziehen. Einerseits sollen sie ihrem Arzt vertrauen, dass er ihnen die richtigen Leistungen der solidarisch finanzierten gesetzlichen Krankenversicherung zukommen lässt, andererseits aber zusätzliche Leistungen einkaufen.

BEI GRIN MACHT SICH IHR WISSEN BEZAHLT

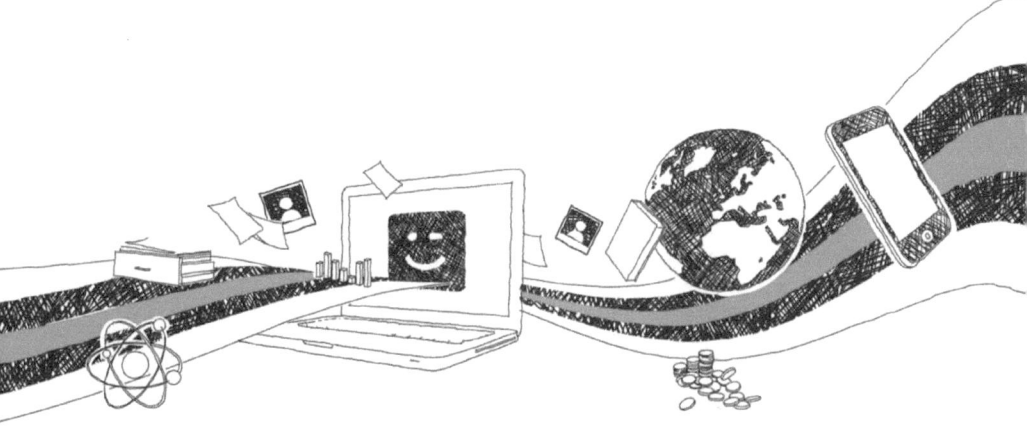

- Wir veröffentlichen Ihre Hausarbeit, Bachelor- und Masterarbeit

- Ihr eigenes eBook und Buch - weltweit in allen wichtigen Shops

- Verdienen Sie an jedem Verkauf

Jetzt bei www.GRIN.com hochladen und kostenlos publizieren

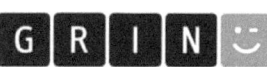